AF499887

CONGRÈS INTERNATIONAL D'HYGIÈNE & DE DÉMOGRAPHIE

DE 1889

RÉSULTATS REMARQUABLES

D'UN ESSAI D'ORGANISATION

DE LA

# PROPHYLAXIE ADMINISTRATIVE

## DES MALADIES ÉPIDÉMIQUES

DANS TROIS DÉPARTEMENTS DU MIDI DE LA FRANCE

*Services éminents rendus par le corps des gendarmes comme agents d'information et d'exécution.*

PAR

M. le Dr ARMAINGAUD (de Bordeaux)

PARIS
BIBLIOTHÈQUE DES *ANNALES ÉCONOMIQUES*
PLACE DE L'ÉCOLE-DE-MÉDECINE
4, rue Antoine-Dubois, 4

1889

CONGRÈS INTERNATIONAL D'HYGIÈNE ET DE DÉMOGRAPHIE
DE 1889

# RÉSULTATS REMARQUABLES
## D'UN ESSAI D'ORGANISATION
## DE LA
# PROPHYLAXIE ADMINISTRATIVE DES MALADIES ÉPIDÉMIQUES
## DANS TROIS DÉPARTEMENTS DU MIDI DE LA FRANCE

*Services éminents rendus par le corps des gendarmes comme agents d'information et d'exécution*



**Par M. le Dr ARMAINGAUD (de Bordeaux)**

Les faits que M. Armaingaud va exposer n'étant qu'une application nouvelle et vraiment originale de l'œuvre qu'il a entreprise avec un plein succès depuis plusieurs années, il en résume les traits principaux. Elle est d'ailleurs fort connue, et tous les hygiénistes en ont lu l'exposé dans la *Revue d'hygiène* (décembre 1888). Propagande dans un grand nombre de villes de France, pour la fondation d'hospices maritimes pour les enfants scrofuleux et rachitiques, au moyen de conférences multipliées et de distribution de brochures résumant ces conférences; fondation du sanatorium d'Arcachon et participation active à la création du sanatorium de Banyuls, telle est la première partie de cette œuvre. La seconde partie, qui intéresse spécialement la section d'épidémiologie, consiste dans une distribution dans les milieux les plus divers, d'innombrables Instructions sur l'hygiène, et en particulier sur l'hygiène préventive des maladies contagieuses et épidémiques (60 mille exemplaires en 1887, 660 mille en 1888, 800 mille en 1889).

M. Armaingaud fait passer devant les yeux de l'auditoire, des spécimens de ces Instructions, et fait connaître leur mode de distribution et leur destination, qui varient suivant la nature des sujets traités.

L'objet de la présente communication est précisément de faire connaître les résultats pratiques et vraiment dignes d'attention auxquels ont abouti dans plusieurs départements de zélés propagateurs des prescriptions qui y sont formulées, et qui, armés de ces petites brochures, ont largement contribué à l'extinction de plusieurs épidémies. Ces zélés propagateurs, ces précieux auxiliaires, ce sont tout simplement les gendarmes de toute une légion. Voici le résumé des faits. En 1888, à l'issue d'une conférence faite à Montpellier par M. Armaingaud, M. le colonel Arnould, commandant la 16e légion de gendarmerie, lui m'exprima le désir d'avoir en sa possession un grand nombre d'exemplaires de ces Instructions sur l'hygiène préventive de la fièvre typhoïde, de la diphtérie, de la rougeole et de la scarlatine, etc.

M. Armaingaud s'empressa de les lui envoyer, et voici l'usage qu'en a fait le colonel. Tous les gendarmes de la légion, comprenant trois départements, ont reçu l'ordre de copier ces instructions sur des cahiers spéciaux, ils les emportent dans leurs tournées, courses et patrouilles; dès qu'ils apprennent en arrivant dans une localité, qu'une maladie épidémique et contagieuse sévit dans une maison, ils s'y rendent, ouvrent leurs cahiers et lisent aux parents des malades les mesures à prendre : isolement, désinfection des déjections, des vêtements, des locaux, etc. ; ils vont ehez le maire, auquel ils laissent copie des prescriptions formulées dans les instructions; ils veillent à l'enlèvement des fumiers sur lesquels ont été jetées les déjections des malades, et aux autres mesures d'hygiène publique, dont ils assurent l'exécution avec un zèle vraiment digne d'admiration. Citons quelques faits entre un grand nombre d'autres :

I. — Une épidémie de fièvre typhoïde sévit dans une petite commune, avec une telle intensité, que, sur ses 731 habitants, 90 sont atteints par la maladie; le brigadier de gendarmerie O. s'y rend et apprend qu'un cheval mort a été enterré, il y a quelque mois, dans un champ au-dessus de la source qui alimente la localité ; il apprend que les femmes lavent le linge des malades autour de la source; il apprend que les déjections des habitants, malades et bien portants, sont jetées sur les fumiers qui sont placés dans les rues, devant les portes, etc.; il va trouver le maire pour l'engager à prendre un arrêté prescrivant les mesures nécessaires pour l'assainissement, et le maire répond, et avec lui les bonnes femmes, que le bon Dieu ayant envoyé la maladie, elle ne disparaîtra pas sans sa volonté. Le brigadier, qui connaissait l'article de la loi municipale de 1884 qui prépose les maires à la surveillance de la santé publique dans leur commune, fait un rapport au sous-préfet, qui se rend aussitôt dans la commune, et oblige le maire à prendre l'arrêté demandé par le brigadier qui, cinq jours de suite, se transporte dans ce village distant de quatorze kilomètres de sa résidence, fait exécuter les prescriptions de l'arrêté, ce qui amène l'assainissement de la commune et enraye l'épidémie. Il était déjà mort dix personnes et il y avait eu quatre-vingt-dix cas de fièvre typhoïde. Le bon Dieu s'était manifesté sous l'uniforme du gendarme.

II. — Une épidémie de fièvre typhoïde éclate dans une autre localité. Le brigadier H. s'y transporte en toute hâte, il constate là, comme son camarade l'avait fait dans la première commune, que les déjections des typhiques sont jetées sur les fumiers, devant les portes, que la malpropreté est à son comble. Mais il trouve ici, à défaut du maire absent, un adjoint intelligent, un instituteur qui prend copie des instructions de M. Armaingaud, un vicaire qui envoie chercher de ses deniers les désinfectants nécessaires (les malades étant trop pauvres pour se les procurer), et immédiatement l'épidémie est enrayée, personne ne meurt.

« Plusieurs autres épidémies de fièvre scarlatine, de rougeole, de fièvre typhoïde, et surtout de petite vérole ont sévi dans les trois départements de ma légion, dit le colonel, et toujours mes subordonnés, armés des Instructions de M. Armaingaud, sont allés faire pratiquer l'hygiène dans les cantons éprouvés par la petite vérole ; ils se font vacciner pour se préserver eux et leur famille, et pour donner l'exemple. »

Un dernier fait, celui-ci relatif à la petite vérole, qu'il n'est pas possible de ne pas citer, tellement il est topique. Tout dernièrement, dans une de ces localités, régnait une épidémie de variole ; un jeune homme de 22 ans meurt de la variole hémorragique ; toute la population, dont une grande partie n'est pas vaccinée, est affolée à tel point que les porteurs eux-mêmes ne veulent pas transporter le corps au cimetière, par crainte de la contagion ; mais les gendarmes qui, eux, se sont tous fait revacciner, déclarent qu'ils n'ont pas peur, puisqu'ils savent qu'ils se sont ainsi préservés contre la contagion, et s'offrent spontanément pour cette besogne, qu'ils ont faite, aidés des deux gardes champêtres. Après l'inhumation, ces mêmes gendarmes se sont rendus dans la maison des parents, qu'ils ont désinfectée à fond, avec des ingrédients chimiques fournis par la municipalité.

Ces quelques exemples suffisent pour faire apprécier l'importance des services que rend, en ce moment, dans ces trois départements, le corps de la gendarmerie, sous l'impulsion du colonel Arnould, dont nous ne pouvons qu'admirer l'intelligence et le dévouement. Mais voici le couronnement de cette campagne hygiénique dont les péripéties, vous le comprenez facilement, ont vivement intéressé et comblé de joie M. Armaingaud. Dans les premiers temps de l'intervention des gendarmes en cas d'épidémie, la population et même certains maires hésitaient à accepter leur concours. Mais maintenant, après les résultats obtenus et dont tout le monde a été témoin, on a compris que la désinfection pratiquée dès le début est le vrai moyen d'éteindre rapidement l'épidémie, et la confiance en la gendarmerie est si grande en cette matière, qu'on la réclame par exprès si l'on n'a pas de télégraphe à sa disposition, dès qu'un cas de fièvre typhoïde ou de petite vérole est constaté ; on attend les gendarmes, en pareil cas, et on les réclame avec la même insistance que lorsqu'il s'agit de combattre un incendie ou une inondation. Je ne voudrais pas, Messieurs, dit M. Armaingaud, en terminant cette communication, que l'on puisse se méprendre sur le but que je me propose en vous faisant connaître ces faits. Il ne peut venir à la pensée de personne de faire de la gendarmerie le rouage principal de l'administration sanitaire, administration essentiellement civile; mais je crois que les faits m'autorisent à établir les conclusions suivantes ; ils démontrent :

1° Que les instructions d'hygiène clairement rédigées, mises à la portée de tous, aboutissant à des prescriptions réellement pratiques, comme celles que je distribue depuis plusieurs années, peuvent rendre les plus grands services ;

2° Qu'il n'est pas aussi difficile qu'on pourrait le croire de faire comprendre aux municipalités et aux familles la nécessité de mettre ces mesures en pratique ;

3° Ils prouvent, en outre, que les résultats obtenus peuvent être très rapides si on confie l'application de ces mesures à des agents zélés, disciplinés et munis de l'autorité nécessaire ;

4° Que la gendarmerie, qui, au point de vue de la hiérarchie administrative, ne peut jouer dans la réalisation des mesures d'hygiène qu'un rôle subordonné à la direction et à l'impulsion administratives, doit néanmoins être utilisée et rendre de grands services dans la pratique de l'hygiène publique dans les campagnes, et cela à un triple point de vue : comme agent d'informations, cemme agent d'exécution et même comme agent de vulgarisation.

Quoi qu'il en soit, en attendant que le service de l'administration sanitaire soit organisé en France, et en présence de l'impuissance de l'organisation du service des épidémies tel qu'il existe encore dans les départements, on ne saurait que désirer de voir suivre dans d'autres régions de la France l'exemple donné par le colonel Arnould.

Imprimerie Edmond Monnoyer.

# PUBLICATIONS DES « ANNALES ÉCONOMIQUES »

**Congrès d'hygiène.** 1 fort volume in-8 de 1200 pages . . . . . . . 15 fr. »
**Congrès d'assistance publique.** 2 forts volumes in-8 de 700 à 800 pages chacun. . . . . . . . . . . . . 20 fr. »
**Congrès des habitations à bon marché.** 1 vol. de 200 pages. . 4 fr. »
**Congrès contre l'alcoolisme.** 1 vol. in-8 de 100 à 150 pages. . . 3 fr. »
**Congrès colonial.** 1 volume in-8 d'environ 320 pages. . . . . . . 6 fr. »
**Congrès des œuvres et institutions féminines.**
**Congrès des sciences géographiques.** 3 forts volumes in-8.
**Congrès de l'intervention des pouvoirs publics dans le prix des denrées.**
**Congrès de l'intervention des pouvoirs publics dans les conditions du travail.**
**Congrès de l'intervention des pouvoirs publics dans l'émigration et l'immigration.**
**Congrès monétaire.** 1 volume. . . . . . . . . . . . . . . . . . . 7 fr. 50
**Congrès des comptables.** . . . . . . . . . . . . . . . . . . . . 3 fr. 50
**Congrès de la propriété foncière.** . . . . . . . . . . . . . . . . 3 fr. 50
**Congrès de sauvetage.**
**La question monétaire en 1889**, par AD. COSTE. . . . . . . . . 3 fr. 50

---

# Le TARIF des DOUANES FRANÇAISES et COLONIALES

## Pour 1889

**Le Tarif des Douanes Françaises et Coloniales** contient les renseignements fiscaux indispensables aux commerçants et aux industriels. Ce volume de 400 pages peut, en raison de son format, être consulté commodément; la division par chapitres facilite les recherches; il renferme l'indication des taxes en vigueur, les règlements appliqués en France, en Algérie, en Corse, en Tunisie, dans les colonies françaises et les pays protégés.

La Direction des *Annales Économiques* en publie une édition revue et corrigée tous les ans.

**Prix. . . . . . . 3 fr. 50**

---

# LES SCIENCES BIOLOGIQUES EN 1889

MÉDECINE, HYGIÈNE, ANTHROPOLOGIE, SCIENCES NATURELLES, ETC.

*Publiées sous la direction de :*

**MM. Charcot, Léon Colin, V. Cornil, Duclaux, Dujardin-Beaumetz, Gariel, Marey, Mathias-Duval, Planchon, Topinard, Trélat, Dr H. Labonne et Egasse, secrétaires de la rédaction.**

## DEUXIÈME LIVRAISON

SOMMAIRE DE LA 2e LIVRAISON : Chimie médicale et biologique, par Ed. Egasse. — L'Anthropologie à l'Exposition de 1889, par le Dr Paul Topinard. — Les Races exotiques à Paris, les Angolais (avec photogravures), par J. Deniker. — Les Eaux minérales en France avant 1789, et de 1789 à nos jours, par Barthe de Sandfort. — Études microbiologiques. Morphologie générale des bactéries, avec de nombreuses figures, par le Dr H. Dubief. — Coup d'œil historique sur les idées dominantes en zoologie, depuis l'antiquité jusqu'à nos jours, par le Dr H. Labonne. — Considérations sur l'hygiène infantile ancienne et moderne (avec un grand nombre de figures), par les Drs Auvard et Pingat.

Cette publication formera un magnifique volume in-8 grand jésus, imprimé à deux colonnes, de plus de 1000 pages, orné d'un nombre considérable de gravures dans le texte; elle paraîtra par livraisons bimensuelles de 32 pages.

**Prix de la livraison. . . . . . . . . . . . 1 fr. 25**

L'ouvrage complet formera de 25 à 30 livraisons; on peut s'inscrire dès maintenant au prix de **30** francs.

Le prix de l'ouvrage complet sera augmenté, pour les non-souscripteurs, après l'achèvement de la publication.

**Adresser les demandes :** A M. le Directeur de la *Librairie scientifique et Économique*, 4, rue Antoine-Dubois, PARIS.

# LES ANNALES ÉCONOMIQUES

5e ANNÉE — TOME X

La Revue paraît le 5 et le 20 de chaque mois

## CONDITIONS D'ABONNEMENT

Paris : Un an, **20** fr. ; Départements : Un an, **22** fr. ; Étranger : Un an, **25** fr.

**Prix du numéro, 1 fr. 50**

**Les Abonnements partent du 5 de chaque mois**

On s'abonne sans frais dans tous les Bureaux de poste de France et de l'Union postale.

*Ce Recueil est honoré de Souscriptions des Ministères du Commerce et de l'Industrie, de l'Agriculture, de la Marine et des Colonies, du Conseil municipal de Paris, des Grandes Administrations de l'État et des Principales Écoles de commerce de France et de l'Étranger ; il figure également dans les Grandes Bibliothèques et dans les Cercles.*

**Armand MASSIP**, *Directeur-Gérant.*
**Émile BERR**, membre de la Société d'économie politique, *Rédact. en chef.*
**Louis MAGNE**, *Secrétaire de la Rédaction.*



Les **Annales Économiques** contiennent :

Des études inédites émanant des écrivains les plus autorisés, sur toutes les questions d'économie politique et sociale.

Une analyse et un commentaire des principaux articles de revues, de journaux et de documents officiels ayant trait à l'économie politique.

Une revue générale de tous les faits économiques de la France et de l'Étranger.

Une chronique du mouvement financier : Budgets, Banques d'État, Établissements de crédit, Émissions, Chemins de fer, Affaires industrielles.

Une revue des Livres, des Congrès, des Sociétés et des Conférences.

Les **Annales Économiques** paraissent en livraisons de 100 pages ; elles forment donc un volume de 1,200 pages, chaque semestre.

Grâce au prix très modique de l'abonnement, elles constituent le plus avantageux des ouvrages de vulgarisation économique qui ait été créé jusqu'ici.


RÉDACTION ET ADMINISTRATION

*Place de l'École-de-Médecine, 4, rue Antoine-Dubois, PARIS.*

Le Mans. — Typographie Edmond MONNOYER.

BIBLIOTHEQUE NATIONALE DE FRANCE
3 7531 00837885 4

www.ingramcontent.com/pod-product-compliance
Ingram Content Group UK Ltd.
Pitfield, Milton Keynes, MK11 3LW, UK
UKHW012314240726
13966UKWH00005B/1865